AF643374

Sitzungsberichte
der Heidelberger Akademie der Wissenschaften
Mathematisch-naturwissenschaftliche Klasse
Jahrgang 1930. 8. Abhandlung.

Über Modellierungen des Gefäßendabschnittes

1. Die Beziehung der Kapillarformen der Lippe zur Physiognomie

Von

Professor **Bettmann** (Heidelberg)

Mit 1 Abbildung im Text.

Vorgelegt von Paul Ernst am 18. Juli 1930.

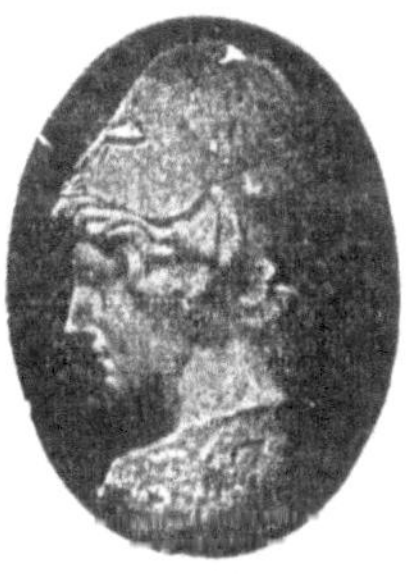

Berlin und Leipzig 1930

Walter de Gruyter & Co.

vormals G. J. Göschen'sche Verlagshandlung / J. Guttentag, Verlagsbuchhandlung / Georg Reimer / Karl J. Trübner / Veit & Comp.

1. Die Beziehung der Kapillarformen der Lippe zur Physiognomie.

Die Oberfläche der glatten menschlichen Haut zeigt feine Felderungen, in denen sich Aufbau- und Funktionseigentümlichkeiten widerspiegeln. Diese Zeichnungen werden somit zu Indikatoren mechanischer Auswirkungen, die teils in der Architektur, teils in Beanspruchungen der Haut begründet sind; sie drücken Anlagemäßiges wie Wachstummäßiges aus wie endlich den Einfluß aller modellierender Erlebnisse. Bei gleicher Grundform der Felderungssysteme lassen sich an verschiedenen Hautterritorien eines gegebenen Individuums feinere Unterschiede der Gestaltung und Ausrichtung erkennen. Andererseits ergibt das Felderungsbild eines bestimmten Hautbezirkes bei verschiedenen Individuen im großen und ganzen soweit übereinstimmende Formen, daß es einen topographischen Typ darstellt. Die darüber hinaus bestehenden individuellen Unterschiede am Einzelbezirk forderten zu einer Untersuchung heraus, ob eine Einreihung in charakteristische formale Untertypen möglich sei, die wiederum auf bestimmte feinere modellierende Abstimmungen zu beziehen wären. Innerhalb gewisser Hautterritorien sind tatsächlich solche Unterscheidungen gelungen. Wir können — wenn wir ganz von „spezialisierten" Leistungstypen und von pathologischen Störungstypen absehen — von Entwicklungs- und Alterstypen, von Geschlechtstypen, ja auch von Konstitutionstypen reden. Geeignet für solche Untersuchungen erwies sich beispielsweise die Haut der Brust, vor allem aber diejenige des Abdomens [1]).

Hier konnten speziell sehr manifeste Geschlechtsunterschiede analysiert werden; Bezug zu nehmen war auf Faktoren wie die Größe des Skelettfensters am Rumpfe, das Muskelrelief nach Maß

---

[1]) Siehe hierzu besonders: BETTMANN, Zeitschr. f. Anat. u. Entwicklungsgesch. Bd. 85.

und Festlegung seiner Form, die Entfaltbarkeit der Bauchdecken, Verschiedenheiten in der Befestigung der Eingeweide im Bauche usw., schließlich auf alles, was SELLHEIM in Verfolgung des Satzes verwertet hat, daß die Frau in bezug auf die einfachere und weniger scharf gegliederte Form des Unterleibes dem Kinde ähnlicher sei als der Mann.

Es konnte so gezeigt werden, wie in der Oberflächenzeichnung des Abdomens mit der Pubertät am Männerbauch eine ausgeprägte Spezialisierung und Ausrichtung ausgebildet ist, während beim Weib ein „Indifferenz"-Bild oder „Bereitschafts"-Bild besteht. Weiter war auf bestimmte Funktionstypen zu verweisen. Wenn die Modellierung der Haut von der Unterlage und speziell von der Muskulatur abhängt, so wird nicht nur die anatomische Anordnung dieser Unterschichten entscheiden, sondern vielleicht in wesentlich höherem Grade ihre Inanspruchnahme und Übung. Jedes „Funktions"-Bild ist ein Richtungsbild, bestimmte besondere muskuläre Tätigkeiten und Fähigkeiten, also auch gewisse berufliche und sportliche Leistungen graben sich charakterisierend in die Oberflächenzeichnung des Abdomens ein. Ebenso wirkt sich an ihr die Inaktivität aus. Wir kamen zu dem Ergebnis, daß geradezu von einer „Bauchphysiognomik" geredet werden könnte.

Voraussetzung für eine solche ausgedehnte Untersuchung war eine Methode, die in bequemer Weise eine einfache und zuverlässige Erfassung der Befunde erlaubt. Sie ist in der Dermatographie gegeben, d. h. in dem erweiterten und von uns in bestimmter Weise ausgebauten Abklatschverfahren der klassischen Daktylographie[1]).

Bei dem Suchen nach anderen Indikatoren mechanischer Auswirkungen in der Haut, die eine Ergänzung und Bestätigung der an den Oberflächenzeichnungen gewonnenen Ergebnisse liefern konnten, mußte sich die Aufmerksamkeit auf den Gefäßendabschnitt in der Haut richten, soweit seine Beobachtung am Lebenden im Kapillarmikroskop möglich ist. In einer Reihe von Veröffentlichungen habe ich mich bemüht zu verfolgen, wie sowohl unter normalen als auch unter pathologischen Bedingungen die Form, die Größe, die Menge, die Richtung und die Gruppierung der Endkapillaren gemäß ihren Einspannungen in ein Verhältnis zu der

[1]) Siehe besonders: BETTMANN, Arch. f. Dermat. 153 und Zeitschr. f. Anat. 85.

Gestaltung und der Ausrichtung des Papillarkörpers zu setzen ist und wie die Kapillarmikroskopie uns Aufschlüsse über feinste Änderungen in der Spannung des Gewebes vermitteln kann. Es ließ sich zeigen, wie sich die Felderungszeichnungen und die Kapillarbefunde ergänzen und so lieferten speziell Untersuchungen an Schwangerschaftsstreifen der Bauchhaut gute Ergebnisse aus der kombinierten Untersuchung. Dabei war in Parallele zu den objektiven Feststellungen des Dermatogramms auch die photographische Objektivierung der Kapillarbefunde nötig. Sie bietet heute keine wesentlichen Schwierigkeiten mehr.

Es bestehen also gewisse Beziehungen zwischen den Felderungsbefunden und den Bildern des Gefäßendabschnittes der Haut, wenn auch keine allzu einfache schematische Bindung erfaßt werden kann. Mindestens entspricht der charakteristischen Felderungstopographie eine ebenso charakteristische Kapillartopographie und in mannigfachen Zusammenhängen hat jeder Versuch der Festlegung und der Erklärung regionaler wie individueller Unterschiede an der Haut die hier entwickelten Gesichtspunkte zu berücksichtigen.

So bestände das größte Interesse an der Möglichkeit, die hier behandelten Methoden für physiognomische Studien im eigentlichen Sinne heranzuholen, bei denen es auf letzte Feinheiten ankommt. Das wären also entsprechende Untersuchungen an der Gesichtshaut. Es läge nahe, zunächst die Verwertung von Dermatogrammen zu versuchen. Ist doch das Abklatschbild, das zudem in einfachster Weise exakte Vergrößerungen gestattet, in vielen Beziehungen an Genauigkeit und Feinheit der Photographie wesentlich überlegen. Es liefert Einzelheiten, die höchstens im Gipsabdruck oder an Moulagen andeutungsweise fixiert werden können. Aber das Verfahren führt gerade im Gesichte nicht genügend zum Ziele — nicht etwa nur aus technischen Schwierigkeiten, sondern weil an der Gesichtshaut die feine Felderung überhaupt fehlt. Was der Abklatsch an noch so feinen Funktionsfältelungen festhält, kann für die Zwecke, um die es sich hier handelt, nicht genügen.

Und entsprechend den Aufbau- und Funktionsverhältnissen der Gesichtshaut, die keine Felderungszeichnung zustandekommen lassen, besteht hier auch eine Anordnung des Gefäßendabschnittes, die so wesentlich von derjenigen am übrigen Körper abweicht, daß ihre Auswertung für die Analyse der mechanischen Spannungsverhältnisse unmöglich wird.

O. MÜLLER hatte in seinem Kapillarbuch bereits darauf verwiesen, daß an den Wangen die eigentlichen Kapillaren in mäßiger Anzahl streifenförmig, ziemlich langgezogen und nicht in Schleifenform sichtbar seien. Dem gegenüber sei das subpapilläre Venengeflecht sehr reichlich entwickelt, so daß in der Tiefe ein ganzes Netz solcher anastomosierender Venen mit undeutlichen Konturen sichtbar sei. Am ausführlichsten haben sich wohl WETZEL und ZOTTERMAN[1]) mit diesen Anordnungen befaßt, die wir in Beziehung zu den besonderen Leistungen der Gesichtshaut verstehen können.

Gewiß hat die Bildung dieser weiten lakunären Räume, die unter pathologischen Bedingungen viel deutlicher erkennbar werden, in ihrer Besonderheit gerade auch Beziehungen zu Faktoren, welche die Physiognomie formen; es ist kein Zufall, daß sich gewisse Hautveränderungen im Gesicht, die auf Stauungen im Gefäßendabschnitt beruhen, vorzugsweise bei bestimmten physiognomischen Typen finden.

Versagt im Gesicht die Anwendung der Kapillarmikroskopie für unsere Zwecke, so findet sich immerhin ein Gefäßbereich, an dem genauere kapillarmikroskopische Untersuchungen möglich sind und der in ausgezeichneter Weise erlaubt, auf die Fragen bezug zu nehmen, die hier zur Diskussion stehen.

Es handelt sich um die Schleimhaut an der Innenseite der Lippe, speziell der Unterlippe. Ihre Untersuchung hat mit keinen wesentlichen technischen Einwänden und Schwierigkeiten zu rechnen. Diese Fragen haben uns ausführlich beschäftigt[2]). Wir können also hier darauf verzichten, genauer auf Apparaturen und die Berücksichtigung von Fehlerquellen einzugehen.

Der dem Kapillarmikroskop zugängliche Bezirk ist relativ groß, die unvermeidliche mechanische Beeinflussung des Gewebes durch Druck und Verziehung bleibt innerhalb solcher Grenzen, daß die tatsächlichen Formen und Anordnungen der Gefäßchen nicht beeinträchtigt werden. Übertriebene Zerrungen lassen sich vermeiden, sie wären als solche nicht zu verkennen.

Wenn für das Studium von funktionellen Vorgängen an den Kapillaren mit dem Bedenken gerechnet werden muß, daß das ganze technische Vorgehen zuviel von unbeabsichtigten und unkontrollierbaren, mindestens aber nicht abschätzbaren Reizen ein-

---

[1]) Heart. Bd. 13.

[2]) Arch. f. Dermat. (im Druck!).

schließt, so fallen solche Einwände weg, wenn es sich darum handelt, einen möglichst guten Einblick in das Aufbaumäßige zu gewinnen. Voraussetzung hierfür ist eine starke und harmonische Gefäßfüllung. Sie ist je nach verschiedenen Bedingungen zu erreichen dadurch, daß die Zirkulation ungestört bleibt, oder daß bei möglichst erhaltenem Zufluß der Abfluß gestaut wird. Wieweit das überhaupt möglich sei, ist eine Frage, die hier nicht erörtert zu werden braucht. Jedenfalls erfüllen Bilder, die wir gewinnen konnten, alle berechtigten Ansprüche. Sie fordern den Vergleich mit besten Injektionspräparaten heraus und erweisen sich als überlegen.

Aus unseren Photogrammen der Kapillaren der Lippenschleimhaut[1]) ergibt sich eine solche Fülle verschiedener Befunde, daß man zunächst daran verzweifeln könnte, aus ihnen mehr ablesen zu wollen als die Tatsache der unerschöpflichen individuellen Unterschiede. Aber es lassen sich doch ordnende Gesichtspunkte gewinnen. Wir haben dabei die Formen der einzelnen Kapillaren und die Anordnungen von Kapillargruppen zu beachten.

In den Kapillaren der Unterlippenschleimhaut finden sich alle Gestaltungen von einfachsten Haarnadelformen bis zu den kompliziertesten netzartigen Bildungen. Es ergaben sich verschiedene Längenverhältnisse und verschiedene Ausrichtungen im Sinne des Emporstrebens gegen die Schleimhautoberfläche. Die Bindung an die Netze ist in verschiedenen Fällen verschieden deutlich. An der Schleimhaut des Einzelindividuums besteht kein durchgehend gleichmäßiges Bild; es finden sich verschiedene Formen. Einfachere oder kompliziertere Gestaltungen können überwiegen. Dabei besteht kein ungeordnetes Durcheinander. Vielmehr sind — gerade im Photogramm — zusammengehörende „Fluren" von gleichartigen Kapillaren zu erkennen, mit einer bestimmten unverkennbaren Gesamtrichtung der Kapillarströme. Größe, Form und Kapillarbestand der Fluren ist außerordentlich verschieden. Meist besteht im Ganzen ein symmetrisches Verhalten. Asymmetrien ergeben sich zum Teil unter analysierbaren pathologischen Bedingungen. Man kann schließlich sagen, daß es wohl keine zwei Menschen gibt, bei denen die Kapillarbefunde der Unterlippe vollständig übereinstimmten. Die Verschiedenheiten auf engstem Raume sind wesentlich größer als an irgendeinem Bezirk der äußeren Haut.

---

[1]) Zeitschr. f. Anat. Bd. 91.

Dabei ergibt sich aber für jeden Einzelfall der Gesamteindruck der größeren Einfachheit oder Kompliziertheit, und damit eine gewisse Rubrizierungsmöglichkeit; Einzelformen von Kapillaren werden so repräsentativ für größere Einzelbezirke, mehrere Einzelbezirke in ihrer Übereinstimmung oder Verschiedenheit repräsentativ für den ganzen kontrollierbaren Bereich.

Für alle diese Feststellungen ist die Photographie wesentlich, und zwar mehr noch als für die Erfassung der Formeigentümlichkeiten der einzelnen Kapillaren für die Festlegung der Anordnungen. Hierfür sind besonders geeignet Bilder in Vergrößerungen etwa von 1 : 30 bis 1 : 60, die möglichst gute Übersicht erlauben und dabei doch soviel an Einzelheiten erkennen lassen, daß auch in dieser Beziehung die Ansprüche erfüllt bleiben, umsomehr als nachträgliche stärkere Vergrößerungen zu Hilfe genommen werden können.

Zur Erklärung der Befunde müssen wir in erster Linie auf lokale mechanische Einflüsse abheben. Aus der genaueren Beobachtung ergibt sich, daß der Reichtum der Kapillarformen an der Mundschleimhaut und ihre gewaltigen Differenzierungen in Beziehung zu setzen sind zur Fülle regionärer Formunterschiede der Mund- und Kiefergegend und besonders abgestimmter mechanischer Leistungen und daß sich in ihnen somit eine wunderbare Anpassung ausdrückt. Form und Längenverhältnisse der einzelnen Kapillaren stehen nicht nur in einem engen Verhältnis zur Ausprägung von Wellungen, die dem Papillarkörper der äußeren Haut entsprechen, sondern vor allem stellen die Fluren mit ihren unterschiedlichen Formen der einzelnen Kapillaren, ihren Flächenausdehnungen und Richtungen Bereiche größerer oder geringerer Beweglichkeit und Bewegung dar, so daß wenigstens relative Ruhezonen und Bewegungszonen, Spannungs- und Entspannungszonen unterschieden werden können. So sind beispielsweise „Korkzieher"-formen, die ja eine gewaltige Entfaltungsfähigkeit besitzen, an Stellen gebunden, die, wie man sich leicht überzeugen kann, besonders starken Verziehungen und Spannungen unterworfen werden können und solcher mechanischen Beanspruchung gewachsen sind; und Bezirke mit zahlreichen gleichmäßig „grobspirochaetenartig" gewellten Kapillaren deuten auf eine dauernde Entspannung eines früher stärker gespannten Bezirkes.

Je mehr wir uns in die Analysen vertiefen, um so unabweisbarer ergibt sich die Berechtigung und Notwendigkeit dieser Betrachtungsweise. Die unendliche Vielgestaltigkeit der Bilder entspricht der Unbegrenztheit feinster abgestimmter Bewegungsordnungen; was sich an diesen letzteren als typisch erkennen läßt, muß auch in den Kapillarbefunden irgendwie typisch zum Ausdruck kommen.

Die Kapillaren der Lippenschleimhaut sind besonders befähigt, gerade vermöge ihrer Einbettung in ein weiches und plastisches Gewebe das Höchste an Beweglichkeit zu leisten. Dabei sind die Verhältnisse der Blutversorgung im Bereiche der Unterlippe besonders günstig, sowohl was Zufluß wie Abfluß betrifft. Ein feinst entwickeltes Netz von arteriellen Anastomosen trägt dazu bei, eine relative Unabhängigkeit und Konstanz der Versorgung und Zirkulation des Gefäßendabschnittes gegenüber lokaler Drosselung und Stauungen aufrecht zu erhalten (siehe hierzu BETTMANN a. a. O.).

Aus allem läßt sich erwarten, daß die Endkapillaren der Unterlippenschleimhaut somit in ihren Gestaltungen und Anordnungen ganz besonders Abhängigkeiten von den modellierenden Einflüssen demonstrieren müssen. So ergeben sich Bindungen und Beziehungen zu der Entwicklung und dem Zustande des Kiefers, der Zähne, vor allem aber der Gesichtsmuskulatur und speziell zu den stets wechselnden Einflüssen muskulärer Leistungen bei Nahrungsaufnahme, Sprache, Tongebung, Mimik. Man kann grundsätzlich auf die Lippenschleimhaut alles übertragen, was eingangs über modellierende Beeinflussungen der Haut am Bauche gesagt wurde und was mutatis mutandis erst recht für die Haut des Gesichtes gelten muß.

So kann man auch sagen: Alles was sich differenzierend und ent-differenzierend nach außen hin in die Physiognomie projiziert, muß sich gleichsinnig auch nach innen zur Schleimhaut geltend machen, wenn auch gewiß nicht in vollkommen gleicher Stärke der Beeinflussung von Haut und Schleimhaut.

Die Muskulatur ist intimer mit der Haut verheftet als mit der Schleimhaut; letztere ist verschieblicher. Die Beeinflussung muß sich aber gerade auch am Gefäßendabschnitt ausdrücken. Wir pflegen uns im allgemeinen nicht genügend klar zu machen, daß zu einer bestimmten „Gesamtarchitektur“ der Gesichtshaut auch eine bestimmte Gefäßarchitektur gehört und daß schon deshalb die Praedisposition zu bestimmten Hautveränderungen und Hautkrankheiten, welche sich im Gesicht einstellen, strukturmäßig und konstitutionell vorgebildet ist.

Das, worauf es uns hier ankommt, mag sich an einem einfachen Schema einigermaßen dartun lassen. Dieses soll vor allem hinweisen auf die Verschiedenheiten der Stärkeentwicklung und der Texturstraffheit des Bindegewebes in der Subkutis und der Submukosa, wie auf die kompliziertere Struktur und Masse der Haut selbst im Vergleich zur Schleimhaut.

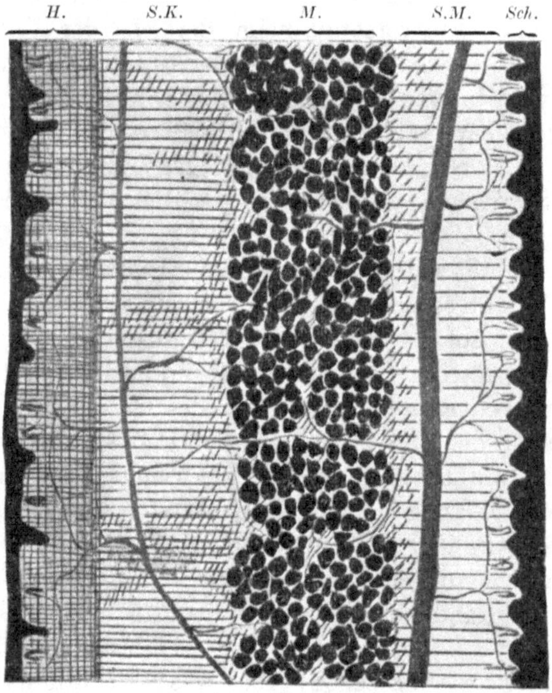

H. = Haut; *S.K.* = Subkutis; *M.* = Muskulatur; *S.M.* = Submukosa; *Sch.* = Schleimhaut. (Angefertigt von Dr. M. WALTHER.)

H. VIRCHOW[1]) hat besonders die Bedeutung des Bindegewebes für die Mechanik des Gesichtsausdruckes hervorgehoben.

„Den Wirkungen der Muskeln erwachsen im Gesicht als Gegenwirkungen nicht allein diejenigen anderer Muskeln, sondern auch die mechanischen Kräfte des Bindegewebes.“ Außer den Bindegewebsverhältnissen zieht H. VIRCHOW für die Auswirkung der Muskelbewegungen an der Haut die Dicke und Straffheit der Haut

[1]) H. VIRCHOW, Gesichtsmuskeln und Gesichtsausdruck. Arch. f. Anat. u. Entwicklungsgesch. 1908.

selbst, wie die Art der Verbindung der Muskeln mit der Haut in Betracht.

Am Orbicularis oris ist dichtes Bindegewebe nach außen und lockereres nach innen. Im Zusammenhang damit ergeben sich auch gegen Haut und Schleimhaut zu Verschiedenheiten der Septen zwischen den einzelnen Muskelbündeln. Dieser Unterschied hat zur Folge, daß sich die Innenfläche des Orbicularis oris leichter präparieren läßt als die Außenfläche, weil die Submukosa lockerer ist (H. Virchow).

Das hat alles gewiß mutatis mutandis auch für die Auswirkung der Muskelbewegungen an der Schleimhaut zu gelten, wenn auch in geringerer Stärke. Es ist zu erschließen, daß auch die Schleimhautgefäße gleichsinnigen, aber minder intensiven Außenmodellierungen unterliegen als die Hautgefäße des gleichen Bereichs.

So betrachtet, lassen sich die Kapillarbilder in Abhängigkeit von allen physiognomoplastischen Bedingungen setzen und so ergeben sich aus ihnen für unsere Überlegungen Folgerungen und Forderungen. Alle Verschiedenheiten der Physiognomie, die in der unteren Gesichtshälfte hervortreten als dem am meisten ausdrucksbestimmenden Anteil des Gesichts und speziell an der Unterlippe als seinem mobilsten Teile, müssen ihr Aequivalent in den Kapillarbefunden besitzen. Allerdings: wir erfassen die Physiognomie als ein G a n z e s. Dagegen gewinnen wir von den Gefäßbefunden der Schleimhaut nur sehr beschränkte Teilausschnitte, von denen keiner für jenes Ganze genügend repräsentativ ist.

Was eben nicht gelingt, ist am Lebenden die topographische „Landkarten"-Aufnahme der Schleimhautkapillaren, die ein vollständiges Flächenbild ergäbe. Wir können von einem solchen kleinen Bezirk ein Zartsein oder ein Grobsein ablesen, ein Schlaffsein oder ein Gespanntsein, das zunächst einzig und allein auf Eigentümlichkeiten des Ortes selbst bezogen werden darf, und darüber hinaus gewinnen wir doch wieder am einzelnen Gefäß ein viel zu feines Bild, um daraus Verwertung und Einreihung zu gestatten. Aber immerhin: Es gibt gewisse indikatorisch verwertbare Eigentümlichkeiten einer Stelle an sich und es gibt gewisse verwertbare Zusammenordnungen. Gerade darum ist die mikroskopische Flächenbetrachtung auch kleiner Bezirke so wichtig. So kommen wir immer wieder zurück auf physiognomische Tatsachen und Überlegungen.

Wir suchen Anlehnung bei der Physiognomik, die sich mit dem Äußeren der Lippe beschäftigt, nicht nur soweit sie ebenso die individuellen Unterschiede zurücktreten lassen muß hinter Typisierungsversuchen, sondern weil wir eben dieselben Faktoren, welche die Physiognomie der Gegend bestimmen, auch für die Kapillarbilder heranzuholen haben. Also handelt es sich nicht nur darum, etwa zu Tatsachen der Lippenform mit den Unterschieden nach Breite und Höhe, genauerer Gestaltung des Lippensaumes, besonderen Konfigurationen, Grübchenbildungen usw. das Aequivalentbild im Kapillarmikroskop zu suchen und festzustellen, wieweit dieses einen obligaten Teilbestand bestimmter Formungen darstellt, sondern es wäre im Speziellen zu fahnden, wie sich bestimmte physiognomoplastische Kräfte ins Kapillarbild projizieren.

Wir hätten also nicht nur zu fragen, ob zu dem gewohnheitsmäßig offenstehenden Mund, den zusammengepreßten Lippen, dem vorgeschobenen Kiefer usw. bestimmte Kapillarbilder gehören, sondern auch, ob eine bestimmte physiognomische Änderung entsprechende Änderungen des Kapillarbildes zur Folge hat und sie eventuell erzwingt. So werden am wichtigsten Bilder der Entwicklung. Ihr genaueres Studium ist eine mühselige, noch nicht abgeschlossene Arbeit.

„Allgemein ergibt sich aus physiognomischen Studien, daß die Kiefer mit den Zähnen diejenigen Teile des Gesichtes sind, welche sich bei den verschiedenen Wachstumsperioden am meisten verändern und welche die einzelnen Alterseigentümlichkeiten am charakteristischsten hervortreten lassen. Der Mund ist von allen Teilen des Gesichts derjenige, welcher auf die geringsten seelischen Vorgänge, die sich in unserem Inneren abspielen, am feinsten reagiert."[1]) So kann man wohl den Satz Lavaters vom „Mund, der immer spricht, wenn er auch immer schweigt" gelten lassen.

Im Zusammenhang mit den gerade an der Schleimhaut der Unterlippe geforderten und möglichen weitgehenden Anpassungen der Gefäße erklärt sich der Reichtum der Formen und Anordnungen. Aber gerade diese Fülle könnte zu Willkürlichkeiten der Deutung verführen, wir müßten mißtrauisch werden gegen allzu „exakte" Einzelbeziehungen. Es ist schon erstaunlich genug, wie im Allgemeinen das Kapillarbild in seinem Gesamtcharakter, nach Ein-

---

[1]) KRUKENBERG, Der Gesichtsausdruck des Menschen. 3./4. Aufl. 1923.

fachheit oder Kompliziertheit den Erwartungen entspricht, die sich aus der äußeren Physiognomie ergeben.

Dabei ist es wohl kaum nötig, besonders hervorzuheben, daß wir nicht daran denken dürfen, aus dem Gefäßbefund alles das herauslesen zu wollen, was uns die Gesichtsphysiognomie als Ausdruck des Typischen wie des Individuellen über die ganze Persönlichkeit mit ihrer Reaktionsart und ihrem Temperament besagt. Wir haben uns wesentlich bescheidenere Ziele zu setzen.

Es wäre verwegen, gewissermaßen genaue physiognomische Diagnosen aus dem Kapillarbefunde stellen zu wollen, aber es sind sicherlich physiognomische Beziehungen innerhalb gewisser Grenzen verfolgbar.

Also handelt es sich um genaue physiognomische Analysen[1]), und bis zu einem gewissen Maße um die Verfolgung jenes Hauptsatzes von PIDERIT, daß ein physiognomischer Ausdruck als ein habituell gewordener mimischer Ausdruck anzusehen sei.

Es liegt für uns nahe, hier direkt an Ausführungen von HELLPACH[2])[3]) und speziell an seine Gegenüberstellung des fränkischen und schwäbischen Gesichtes anzuknüpfen, und so vor allem an seine Versuche, das regionale Temperament und die regionale Mundart für die Erklärung der typischen Verschiedenheiten von Volksstammphysiognomien heranzuholen.

„Geringere Bewegtheit des Mienenspiels und des Sprechapparats hat geringe Faltung, Furchung, Zerrung, überhaupt Durcharbeitung der Mund-, Kinn- und Wangenpartien zur Folge. Die Züge bleiben regelmäßig, die Gestaltung der unteren Gesichtshälfte entspricht einer Ruhestellung. Lebhaftes Mienenspiel und lebhafte Sprech- und Lachsprechweise erzeugen auch allenthalben Unregelmäßig-

---

[1]) Solche Untersuchungen dürfen sich nicht durch die Bedenken SCHILLERS abschrecken lassen. „Eine Physiognomik organischer Teile, z. B. der Figur und Größe des Mundes, ist vielleicht nicht unmöglich. Wer die launigten Spiele der Natur, die Bildungen, mit denen sie uns stiefmütterlich bestraft oder mütterlich beschenkt hat, unter Klassen bringen wollte, würde mehr wagen als Linné und dürfte sich sehr in Acht nehmen, daß er über der ungeheueren kurzweiligen Mannigfaltigkeit der ihm vorkommenden Originale nicht selbst eines werde." (SCHILLER, Versuch über den Zusammenhang der thierischen Natur des Menschen mit seiner geistigen. 1780.)

[2]) HELLPACH, Das fränkische Gesicht. Sitzungsber. d. Heidelberger Akad. der Wissenschaften Jg. 1921.

[3]) Mitteilung zur Physiognomie der deutschen Volksstämme ebendort Jg. 1925.

keiten im mimischen Gebiet, Regelmäßigkeit und Unbewegtheit der Züge gehen miteinander. Mit wachsender Mienen- und Sprechbewegtheit wächst auch die Asymmetrie der Züge in den lebhaftesten Graden bis zu einem krausen mimischen Chaos. Es ist selbstverständlich, daß diese Wirkungen in jedem Augenblick an jedem Gesicht beobachtbar, sich in den Zügen fixieren, wenn sie von frühester Kindheit an beständig ausgeübt werden."

Aus den Effekten mimischer und sprachlicher Lebhaftigkeit einerseits, mimischer und sprachlicher Gebundenheit andererseits ergeben sich HELLPACH gleichsam von selber die Hauptstigmen des fränkischen Gesichts und des schwäbischen Gesichts; die starke Verjüngung des fränkischen Gesichts nach dem Kinn zu (Dreiecksgrundriß) und das breite Kinn mit einem Kinnbogen — nicht einem Kinnwinkel — beim schwäbischen Gesicht (Vierecksgrundriß). „Die Mundwinkel liegen wie in einer kleinen, zugleich nach einwärtsgehenden Vertiefung."

HELLPACH betont die physiognomoplastische Funktion der Sprechweise. Er hebt dabei hervor, daß die Einzelheiten noch durchaus der Durchforschung seitens einer funktionellen Morphologie des Gesichtes harren. Wir halten es für möglich, daß gerade in solchen Zusammenhängen die kapillarmikroskopischen Kontrollen an der Mundschleimhaut eine gewisse Bedeutung gewinnen können. Auf alle Fälle enthüllen sie uns hierher gehörende Tatbestände.

Wir wollen zunächst das, was HELLPACH als fränkischen und schwäbischen Typ bezeichnet, rein morphologisch-deskriptiv übernehmen, nicht in der Beziehung zur Landschaft und Sprechweise. In dieser Allgemeinheit können wir auch die Gedanken HELLPACHS übernehmen, wonach die Grundeigenschaften des „fränkischen" Typs größere Beeinflußbarkeit, Elastizität, Wandelbarkeit bedeuten.

Außerdem bestätigen uns auch die Veränderungen der Kapillarbilder, daß im Laufe des Individuallebens sich vorzugsweise Beweglichkeit zu Schwerbeweglichkeit, Ungebundenheit zu Gebundenheit wandelt.

Andererseits können wir gerade dann, wenn wir kein restloses Aufgehen der Mimik im Temperamentmäßigen anzuerkennen haben, und da, wo also ein „zur Ruhe erzogenes "Gesicht je nach dem Anlaß sich lebhaftesten Ausdrucks fähig erweist, Verständnis dafür gewinnen, daß der stark „verhaltene" Ausdruck eines Gesichts tatsächlich einer Z u r ü c k h a l t u n g, einem Gebundensein, nicht einem Fehlen entspricht, daß „Reserviertheit" das Vorhandensein von Reserven voraussetzt.

Der Versuch, solchen Verhältnissen an feinen Indikatoren zur „funktionellen Morphologie" nachzugehen, wäre also vor allem am Gefäßsystem und speziell am Gefäßendabschnitt der Lippenschleimhaut zu machen, nicht an den Gefäßen der äußeren Haut des Gesichts, da hier die Gefäßanordnungen eine solche Kontrolle nicht erlauben.

So wird gerade die unendliche Verschiedenheit und Reichhaltigkeit der Bilder an der Lippenschleimhaut verständlich aus der Anpassung an jene Fülle von feinst abgestuften Bewegungen, die vor allem die Mimik bedingt. Selbstverständlich wird es nicht gelingen, aus dem Kapillarbild eines umschriebenen Bezirkes allzu weitgehend „praktische" Rückschlüsse zu ziehen, im Sinne einer Rekonstruktion spezieller mimischer Ausdrucksformen. Immerhin kann uns wohl das einfachere oder kompliziertere und im engeren Bereiche wechselnde Kapillarbild mindestens Ausdruck einer im Ganzen lebhaften bewegten ungebundenen Mimik oder einer stark verhaltenen Mimik werden und somit schließlich vielleicht doch an einem großen Durchschnittsmaterial ein gewisses Charakteristikum von verschiedenen Volksstämmen geben und sich in Beziehung zu ihrer Mund-Art (das Wort in seinem doppelten Sinne gebraucht!) setzen lassen.

Wenn wir es auch ablehnen, den Kapillarbefund der Schleimhaut etwa für die Festlegung des Volksstamm-Mäßigen praktisch zu verwerten, so mag doch tatsächlich mit solchen regionären und stammesmäßig gebundenen Eigentümlichkeiten zu rechnen sein — und vielleicht können wir sogar aus ihnen Unterschiede erklären, die sich zwischen Tübinger und Heidelberger Untersuchungen herausgestellt haben. Wir können einen Kapillartyp der Mundschleimhaut, den O. Müller und Mayer-List als vasoneurotisch ansprechen, nur als Normaltyp bezeichnen. Ich halte es für gut möglich, daß ein mimisches Gehaben, das in seiner Lebhaftigkeit und Kompliziertheit noch durchaus einer pfälzischen Norm entspricht, beim Schwaben bereits als leicht regelwidrig auffallen könnte.

Vielleicht ergeben sich gerade aus solchen Verschiedenheiten ungeahnte Bestätigungen der Gedanken Hellpachs. Man käme zu einer speziellen Erfassung einer Korrelation zwischen Mundart (= Dialekt) und Mundart (= körperlicher Form), wie immer die kausale Verknüpfung gedacht werden mag. Es eröffnet sich der Ausblick auf Befundsunterschiede bei Angehörigen verschiedener Völker und Rassen und ihrer Beziehung zur Eigensprache wie ihrer Beeinflussung durch die Erlernung von Fremdsprachen (in gewissem Sinne auch einer Eignung für bestimmte Sprachen!).

Wir kommen weiterhin unweigerlich auf die Beziehung der Kapillarformen zu konstitutionellen Typen. O. MÜLLER hat schon in seinem Kapillarbuch diese Grundfrage erörtert, wenn auch wesentlich nur im Hinblick auf die vasoneurotische Diathese. Die Arbeiten von W. JÄNSCH und seinen Mitarbeitern haben solche Kapillarstudien am Nagelwall wiederum unter besonderen engeren Gesichtspunkten verfolgt. Vielleicht können gerade die Kapillarbefunde an der Lippenschleimhaut zu allen solchen Studien wichtige Ergänzungen und Korrekturen bringen.

Zugeordnetsein der Kapillarform und des Kapillarverhaltens zu bestimmten konstitutionellen Bedingungen kann nicht auf bestimmte enge Lokalisationen beschränkt sein. Wohl aber können sich verschiedene Örtlichkeiten der Untersuchung verschieden günstig erweisen — immer in spezieller Bindung an die örtlichen Voraussetzungen.

Die Lippe könnte als besonders geeigneter Testbezirk gelten, wegen der guten Möglichkeit genauerer Einblicke, wie wegen der ungeheueren Mannigfaltigkeit und „Lebendigkeit" der Befunde innerhalb ihres ganzen Bereiches.

Dabei können wir aber gerade mit Rücksicht auf die gewaltige Vielheit verschiedener Befunde nicht von einem umschriebensten Testpunkt oder einer Testlinie sprechen wie etwa am Nagelwall oder in vergleichbarer Weise zu diesem im Munde am Zahnfleischsaum. Der Lippen*saum* stellt keine entsprechende Linie dar; der Bereich des Überganges eines halb-hautartigen Gewebes zur „reinen" Schleimhaut ist der Untersuchung wenig günstig.

Wir müssen in jedem Einzelfalle an der Mundschleimhaut möglichst viele Befunde nebeneinander zu einem Gesamturteil vereinigen. Darin gerade spiegelt sich ja die Bedeutung der physiognomischen Beweglichkeit des ganzen Bezirkes wieder.

KRETSCHMER hat das Gesicht die Visitenkarte der individuellen Gesamtkonstitution genannt. Wir wollen die Physiognomie lieber der Handschrift gleichsetzen. Die Analyse der Kapillarbefunde der Lippenschleimhaut könnte, wenn ein Vergleich gewählt werden soll, schon eher dem Vorgehen eines Schreibsachverständigen an die Seite gestellt werden, wenn er zum Mikroskop als Hilfsmittel greift. Auch in den Überlegungen von KRETSCHMER wird die anatomische Struktur des Gesichts indirekt zu einem mindestens ebensowichtigen Index für seinen seelischen Habitus wie seine mimische Innervation. Im Gesichtsbau ist die physiognomische Formel wie die Konstitutionsformel ausgedrückt.

Wir geben hier aus dem Schema KRETSCHMERS die einzelnen Indikatoren wieder, auf die gerade im Zusammenhang mit kapillarmikroskopischen Untersuchungen an der Unterlippe besonders zu achten ist. Sie gehen in Kombinationen ein, denen jeweils auch bestimmte typische Kapillarbefunde entsprechen müssen.

Mund:	groß	mittel	klein
	kräftig konturiert	mittel	schwach konturiert.
Lippen:	schmal	mittel	voll
	eingezogen	mittel	aufgeworfen
	hängend	mittel	fest
	offen	mittel	geschlossen
	blaß	mittel	rot
	Oberlippe: lang, kurz, rüsselförmig, gerafft, normal.		
Unterkiefer:	groß	mittel	klein
	hoch	mittel	nieder
	breit	mittel	schmal
	vorspringend	mittel	zurücktretend
	stark gebogen	mittel	flach gebogen
	derb	mittel	zart.
Kinn:	stark herausgearbeitet		schwach herausgearbeitet.
Zähne:	groß	mittel	klein
	regelmäßig	mittel	unregelmäßig
	gesund	mittel	schadhaft.

Über diese einfachsten Merkmale hinaus ist aber schließlich alles zu berücksichtigen, was in eine physiognomische Signalementslehre und zum „Portrait parlé" (BERTILLON) gehört.

Wie weit man darüber hinaus Schlüsse auf bestimmte Konstitutionen ziehen kann, bleibe dahingestellt.

MAYER-LIST hat ja gerade Kapillarbefunde der Lippenschleimhaut unter dem Gesichtspunkt des Normalen und der Vasoneurose einander gegenübergestellt. Für die spezielle Lokalisation müßte wohl ganz besonders gelten, was O. MÜLLER nach den Kapillarbefunden an der äußeren Haut über Beziehungen der vasoneurotischen Diathese zu den KRETSCHMERschen Konstitutionstypen entwickelt hat. Vielleicht geht man zu weit, wenn man an Kapillarschlingen, speziell des Nagelrandes, den gleichen Habitus erkennt, wie er der körperlichen Gesamtpersönlichkeit zukommt. Es ist eine mißliche Sache, aus wenigen nebeneinanderliegenden Schlingen mit verschiedenartigen Befunden Schlüsse zu ziehen, die an größeren Flächen in Frage gestellt werden und bei denen sich sehr häufig die Befunde an verschiedenen Körperstellen nicht einheitlich gleichsinnig ergänzen.

Damit bleibt grundsätzlich anerkannt, daß in körperlichen Formen sich die Konstitution ausdrückt, daß Wachstum und Trophik der Gewebe von endokrinen Einflüssen abhängt und daß sich die Kapillaren diesen Einflüssen nicht entziehen können. Wie weit aber im gegebenen Einzelfalle die örtliche Formgestaltung auf diese Faktoren zurückgeführt werden kann, ist mindestens fraglich.

Vor allen Dingen kann ich in den Kapillarbildern der Mundschleimhaut nicht ohne Weiteres das Nebeneinander von Krampf und Lähmung als Ausdruck einer der seelischen Dysergie entsprechenden körperlichen Dysergie und der reizbaren Schwäche erkennen. Wir glauben diesen Fragen auch auf Grund von Reaktionsversuchen näher gekommen zu sein. Mit allem dem ist nicht Tatsächliches abgelehnt, was O. MÜLLER und seine Mitarbeiter betonen. Ich kenne auch an der Lippenschleimhaut Bilder, die in ausgezeichneter Weise die Auffassung der Tübinger Schule zu bestätigen scheinen. Aber wir kommen zu dieser Anerkennung erst nur mit Einschränkungen, Vorbehalten und auf einem weiten Umweg, und vor allem scheinen uns die lokalen, d. h. nicht konstitutionsmäßig verankerten und unter Umständen dem konstitutionellen Einfluß entgegenarbeitenden „akzessorischen" Bedingungen in der Regel so zu überwiegen, ohne daß sie zur Genüge in ihrem Gewichte abgeschätzt werden können, daß schon daraus die Erfassung der Befunde im Sinne O. MÜLLERS am gegebenen Einzelfall in Frage gestellt ist.

Wir tun gewiß gut daran, für die Lippenkapillaren die Abhängigkeiten von den lokalen mechanischen Bedingungen in den Vordergrund zu rücken, mag dadurch auch gewiß nicht die Formungsfrage erschöpft sein.

Die Beziehung zum formenden Einflusse der mimischen Bewegungen ist zunächst nur an besonders eindrucksvollen Typen zu verfolgen und subtile Unterschiede müssen beiseite bleiben. Außerdem ist zu berücksichtigen, daß gerade für die Mimik und ihre physiognomische Auswirkung am Munde zahlreiche Varianten der Muskulatur in Betracht kommen, die sehr wesentliche individuelle Ausprägungen bedingen[1]) und denen individuelle Besonderheiten der lokalen Gefäßentwicklung, zumal gerade am Gefäßendabschnitt, entsprechen müssen.

Bei allem ergeben sich in überraschender Deutlichkeit unterscheidbare Typen. Ich beschränke mich hier darauf, einige bereits gewonnene Ergebnisse kurz zu rekapitulieren. Komplizierte Gefäßordnungen an der Lippenschleimhaut und Ausbildung von differenzierten Kapillarfluren vermissen wir so gut wie niemals bei starker physiognomischer Differenzierung. Es finden sich ausgesprochen verfeinerte Bilder bei Menschen mit besonderen mimischen Leistungen, zumal wenn diese von früh auf geübt sind. Manche Schauspieler, Sprechkünstler, Mimiker, Kunstpfeifer, Musiker, die Blasinstrumente beherrschen, usw. liefern uns solche eindrucksvolle Befunde. Andererseits entspricht einer dauernden mimischen Armut und physiognomischen Leere auch ein dürftiges Gesamtbild der Kapillaren der Lippenschleimhaut. Besonders wichtig ist das Studium von Entwicklungen und Rückbildungen.

Zu einer Besprechung der Entwicklungsbilder fehlt uns noch die genügende Durcharbeitung des umfassenden Materials. Ich beschränke mich auf einige Gesichtspunkte. Die Entwicklungsbilder der Kapillaren der Lippenschleimhaut sind zunächst zu der Ausbildung der Arterien im Kindesalter in Beziehung zu setzen. Sie müssen vor allem im Verhältnis zur Sprachentwicklung studiert werden. Zugleich ist hier besonders auf pathologische Hemmungen zu achten. Das führt beispielsweise auch auf Studien an Taubstummen und macht die Verfolgung von Einflüssen wünschenswert, die sich beim Sprechenlernen Taubstummer erfassen lassen. Beim Taubstummen haben wir es mit einem besonderen Gesichtsausdruck

[1]) H. Virchow l. c.

zu tun, vor allem aber mit einem anderen Sprechen. „Die Bewegungen der Lippen sind weniger kräftig, sie sind unscharf und abgestumpft, so daß aus dem U mehr ein O wird und das I häufig mehr wie ein E klingt[1]).“

Speziell unter Zuhilfenahme von Röntgenaufnahmen der Mundhöhle konnte in Vergleichen festgelegt werden, daß beim Sprechen bei taubstummen Kindern die Stellung der Sprechwerkzeuge von denen bei Vollsinnigen abweicht. BRUMMER und FRÜHWALD fanden an den Taubstummen bei Vokalen Abweichungen, die nicht mehr im Bereich der physiologischen Variationsbreite lagen. Bei Konsonanten fanden sich besonders Verwechslungen von Reibelauten mit Verschlußlauten. „Die Artikulationsbewegungen: Lippen-, Unterkiefer- und Mundbogen, Zungenbewegungen zeigen häufig erhebliche Abweichungen von der Norm.“ Es wird also auch auf die verschiedensten Arten von Sprechbeeinträchtigungen und Sprachfehlern Rücksicht zu nehmen sein.

Genau haben wir uns mit den Rückbildungsvorgängen befaßt. Die Kapillarbilder der Lippenschleimhaut lassen die Alterstypen sehr eindrucksvoll erkennen, die wir in einer besonderen Arbeit analysiert haben. So kann hier eine kurze Zusammenfassung der Ergebnisse genügen, aus denen wir besonders folgendes hervorheben:

Die Bilder der Lippenkapillaren werden mit dem Alter einfacher, unbewegter, der Eindruck wird „schematischer“. Es handelt sich um einen Verarmungstypus. Die Befunde lassen sich gut in Beziehung setzen zu mechanischen Einflüssen der Umgebung der Gefäßchen, also vor allem zu den gesamten Altersveränderungen des Einbettungsgewebes und den so aus ihnen sich ergebenden Spannungsänderungen, sie entsprechen ausgezeichnet der physiognomischen Analyse, die eine mit dem wachsenden Alter eintretende Verringerung der „ausdrucksphysiognomischen Plastizität der Erbphysiognomie“ zu betonen hat. Schon oben wurden kurz Auseinandersetzungen HELLPACHS berührt, die sich auf solche Alterswandlungen der Physiognomie beziehen.

An den Kapillaren der Lippenschleimhaut ergeben sich sehr schöne bildhafte Bestätigungen dafür, daß der „alternde Mensch gleichsam nach seinem Lebensgesetz den 'fränkischen' Eigenschaften

---

[1]) SOKOLEWSKY, Stimme und Sprache der Schwerhörigen, Ertaubten und Taubstummen im Handbuch der Hals-, Nasen- und Ohrenheilkunde Bd. 8.

entwächst und sich mehr dem 'schwäbischen' Typus nähert." Aber wir haben auch zu betonen, daß diese Wandlung keine reine Harmonie bedeutet, sondern mit einer verringerten Leistungsfähigkeit und verminderten funktionellen Belastbarkeit einhergeht.

H. Virchow hebt hervor: „Die Form des ruhenden Mundes ist ein Produkt zweier Faktoren, umgebender Einflüsse, insbesondere des Kiefers und des Zahnbogens, auf dem die Lippen aufruhen, und der Eigenhaltung der Lippen. Hieraus ergeben sich wichtige und mannigfaltige Unterschiede. Die Greisenlippen sind mehr passiv über die Unterlage gespannt und ihre Mundspalte verbreitert, die jugendlichen Lippen haben mehr Eigenwillen."

Schiller hat das bereits dahin formuliert, der Mund werde zur bloßen Öffnung, denn seine Form sei nicht mehr Folge der wirkenden, sondern der nachlassenden Kräfte.

Ein besonderer Faktor in der Altersphysiognomie ist die Reduktion des Gebisses. Es läßt sich gerade am Altersbild der Lippenkapillaren die Beziehung zur physiognomischen Beeinflussung, die vom Zustande der Zähne oder ihrem Fehlen ausgeht, aufs schönste verfolgen. Zugleich aber werden wir auch hier darauf aufmerksam, daß keine allzuenge, gradlinig einfache Stärkenbeziehung besteht, sondern daß sich die Gebißdefekte auswirken wohl in Beziehung zum Alter, aber auch zu einer Fülle individuell-dispositioneller, modifizierender Voraussetzungen. Im Unterschiede zwischen der Auswirkung desselben Traumas in verschiedenem Alter und bei verschiedenen Menschen gleichen Alters erblicken wir die Spiegelung der verschiedenen Reaktionsweisen und der verschiedenen Anpassungsfähigkeit[1]).

Jedenfalls kommt es für die Auswirkungen des Gebißverlustes ebenso auf zeitliche Entwicklungen wie auf das Individuum an, wie auf Korrektionsmöglichkeiten. Unsere Schlußfolgerungen wurden ergänzt und bestätigt durch Untersuchungen an jüngeren Menschen mit Defekten des Gebisses. Das Fehlen der Zähne wird zu einem Faktor der lokalen Vergreisung, aber nicht zum dominierenden Faktor.

Schon damit rühren wir an das Gebiet der Orthodontie. Es gibt eine orthodontische Physiognomik, als deren Aufgabe es Kantorowicz bezeichnet, zu untersuchen, inwieweit Gesichtszügen, die

---

[1]) Bettmann, Über Altersveränderungen am Gefäßendabschnitt der Lippenschleimhaut. Zeitschr. f. d. ges. Anat. (im Druck).

nicht mimischen Ursprungs sind, sondern durch Stellungsanomalien der Zähne bedingt sind, physiognomische Bedeutung beigelegt wird. So haben wir auch bei den Kapillaruntersuchungen Bezug zu nehmen auf Tatsachen wie das Anliegen der Unterlippe an den Schneidezähnen der oberen Reihe, auf die Beeinflussung der Grübchenbildung durch das Anliegen der Unterlippe an den Zahnreihen und ebenso auf Störungen dieser Verhältnisse.

KRUKENBERG hebt beispielsweise hervor, daß die Breite des Lippensaumes u. a. von dem Zustande der Zähne abhängt. Bei Zahnausfall mit sekundärer Atrophie der Kiefer wenden sich die Lippen und damit auch der Lippensaum nach innen zu, die Lippen erscheinen schmäler, die Haut wird oft zu weit und zeigt zahlreiche radiäre Falten. Es war also auf Änderungen der Kapillarbilder im Zusammenhang mit Änderungen des physiognomischen Ausdrucks durch Gebiß- und Stellungsanomalien der Zähne zu achten. Nach den bisherigen Untersuchungen scheinen sich wenigstens grob gesetzmäßige Verhältnisse zu ergeben.

Damit kommen wir aufs Pathologische im weitesten Sinne. Im Sinne der Hemmungen ist es bereits berührt worden. Bestimmte angeborene Deformitäten und eintretende Deformierungen tieferer Teile können mimische Voraussetzungen vortäuschen und ersetzen. Lähmung und Krampf im Bereich der Gesichtsmuskulatur und speziell der unteren Gesichtshälfte ist besonders wichtig. Bei einseitiger Fazialislähmung kann es zu asymmetrischen Befunden an den Lippenkapillaren mit dem Bilde der Entspannung an den Gefäßchen der gelähmten Seite kommen.

Wir werden so auf eine Fülle von Faktoren aufmerksam, die von außen her auf die Gefäße wirkend sich an vorhandenen Spannungs- und Richtungskomplexen im Sinne der Steigerung und Übersteigerung oder entgegengesetzt im Sinne der Beschränkung und des Ausfalls auswirken müssen.

Wir haben aber noch andere krankhafte Zustände des Gesichts heranzuholen. Was wir bisher bei Fällen von Hemiatrophia facialis, Sklerodermie und Akromegalie untersuchen konnten, reicht nicht aus für eine abschließende Beurteilung, aber die Befunde fügen sich ohne weiteres den von uns hier verfolgten Gedanken. Doch verweisen gerade die letztgenannten Erkrankungen auf sehr komplizierte Voraussetzungen, die eine Beschränkung auf eine rein histo-mechanische Erklärung ablehnen lassen. Vor allem sind endokrine Beeinflussungen in Betracht zu ziehen, die, wie immer sie sich in sehr feiner Weise in der Physiognomie spiegeln können, auch in ihrem direkten Einfluß auf die Kapillaren zu würdigen sind.

Es ist gerade bei endokrin Gestörten an den Kapillaren der Lippenschleimhaut auf sehr interessante, aber keineswegs konstante Abweichungen vom normalen Verhalten zu verweisen, die sich allerdings mehr auf die Reaktionsfähigkeit als auf die Kapillarform beziehen.

Wir wollen also nicht dahin mißverstanden werden, daß wir etwa die Formen und Modellierungen des Gefäßendabschnittes, sei es an der Lippenschleimhaut oder an irgendwelchem Bereiche der Haut, ausschließlich in Abhängigkeit von histomechanischen Voraussetzungen setzen möchten.

Aber wenn sich die Anpassung der Kapillarformen an diese mechanischen Außenfaktoren schon an der äußeren Haut unter normalen wie pathologischen Verhältnissen ohne Weiteres aufdrängte, so erscheint uns jetzt die Lippenschleimhaut als der geeignetste Bereich, an dem sich die Richtigkeit der von uns verfolgten Überlegungen als zwingend erweist.

Nebenbei stehen auch die Gefäßbefunde an der Schleimhaut der Lippenkommissuren und der Oberlippe, sowie sie kapillarmikroskopisch kontrolliert werden können, damit in guter Übereinstimmung. Gerade weil wir jede schematische Gewaltsamkeit ablehnen, halten wir es für wichtig, daß die Prüfungen am Menschen auf eine Reihe von weiteren physiognomischen Fragestellungen ausgedehnt werden. Verwiesen sei zunächst auf die Erblichkeitsverhältnisse. Für die Zwillingsforschung haben bereits Mayer-List und Hübener Kapillarbefunde der Lippenschleimhaut herangeholt.

Weiter erscheinen uns Untersuchungen an Geisteskranken mit fixierten physiognomischen Eigentümlichkeiten wichtig. Auch Ausblicke nach der Richtung der Anthropologie sind wohl erlaubt. Die Mimik der meisten Naturvölker wird als außerordentlich dürftig und ihre Physiognomie als primitiv geschildert. Dieses Verhalten muß in Beziehung zu einer geringeren Differenzierung der Gesichtsmuskulatur gesetzt werden (Hagen). Man kann also zu einem unerschöpflichen Materiale gelangen, an dem sich das Verhalten des Gefäßendabschnittes der Schleimhaut an einem wichtigen lokalen Bereiche in seinen Beziehungen zu hervorstechenden Eigentümlichkeiten der Physiognomie studieren läßt.

Wir begnügen uns mit Tatbeständen, bei denen wir alle mehr oder minder symbolhaften Ausdeutungen vermeiden wollen, zu denen gerade physiognomische Analysen einladen, wenn sie im Körperlichen den Ausdruck des Seelischen verfolgen. Bewertende Gesichtspunkte werden somit zurückgestellt. Die Beziehung auf das Zweckhafte kann allerdings bei Analysen der Körperarchitektur kaum außer Betracht bleiben. „Die Technik des menschlichen Baues zu beurteilen, muß man die Vorstellung der Zwecke, denen sie gemäß ist, zu Hilfe nehmen“ (SCHILLER).

FSC
www.fsc.org
MIX
Papier | Fördert
gute Waldnutzung
FSC® C083411

Zeitfracht Medien GmbH
Ferdinand-Jühlke-Straße 7
99095 Erfurt, Deutschland
produktsicherheit@kolibri360.de